# RECUPERAR LA LIBERTAD: LAS MEJORES FORMAS DE DEJAR DE FUMAR

Sylvain MILON

# CONTENIDO

# INTRODUCCIÓN

Recuperar la libertad: los mejores métodos para dejar de fumar es una guía completa y práctica diseñada para ayudar a los fumadores a liberarse de su dependencia del tabaco. El libro cubre todos los aspectos del proceso de dejar de fumar, proporcionando consejos prácticos, estrategias eficaces e información basada en pruebas.

El capítulo introductorio expone los peligros del tabaquismo y las consecuencias nocivas para la salud, concienciando a los lectores de los riesgos que conlleva. A continuación, el libro anima a los lectores a tomar la decisión de dejar de fumar destacando los numerosos beneficios que conlleva. También explica por qué es esencial fijarse objetivos realistas y prepararse mentalmente antes de iniciar el proceso de dejar de fumar.

En los capítulos siguientes, se exploran en detalle distintos métodos para dejar de fumar. Los lectores son guiados a través de opciones como la terapia de sustitución de nicotina, la terapia cognitivo-conductual, la acupuntura y otros enfoques alternativos. Cada método se presenta de forma objetiva, proporcionando información sobre su eficacia y las pruebas científicas que lo respaldan.

El libro también examina los síntomas de abstinencia y ofrece consejos prácticos sobre cómo gestionarlos eficazmente. Destaca la importancia de reforzar la motivación y la fuerza de voluntad, así como de prevenir las recaídas evitando los errores más comunes. También se aborda el apoyo social y familiar, destacando la importancia de un entorno de apoyo durante el proceso de abandono del tabaco.

Por último, el libro ofrece consejos para adoptar nuevos hábitos de vida saludables y controlar el estrés y las emociones sin recurrir al tabaco. Concluye con estrategias para mantener la libertad y evitar recaídas a largo plazo.

Esta guía práctica, respaldada por investigaciones científicas, está diseñada para proporcionar a los fumadores las herramientas y los conocimientos necesarios para conseguir dejar de fumar. Tanto si es un fumador ocasional como si lleva mucho tiempo fumando, "Recuperar la libertad: los mejores métodos para dejar de fumar" es su aliado para una vida sin tabaco.

# CAPÍTULO 1: LOS PELIGROS DEL TABACO

Fumar es un hábito muy extendido en todo el mundo, pero es esencial comprender los numerosos peligros a los que se enfrentan los fumadores. En este capítulo exploramos los efectos adversos del tabaco sobre la salud, destacando los riesgos para los fumadores y para quienes les rodean.

1.1 Enfermedades relacionadas con el tabaco

El tabaquismo está estrechamente relacionado con muchas enfermedades graves que pueden tener un impacto considerable en la calidad de vida de los fumadores. Una de las consecuencias más conocidas es el cáncer. El tabaquismo es la principal causa de cáncer de pulmón, pero también está relacionado con otros tipos de cáncer, como los de boca, garganta, esófago, vejiga y páncreas. Las sustancias tóxicas del humo del tabaco dañan las células y favorecen la formación de tumores.

Además del cáncer, fumar es un importante factor de riesgo de enfermedades cardiovasculares. Las sustancias químicas del humo de los cigarrillos contribuyen a la acumulación de placa grasa en las arterias, lo que puede provocar problemas como aterosclerosis, infartos de miocardio, accidentes cerebrovasculares e hipertensión arterial.

## 1.2 Efectos sobre el sistema respiratorio

Fumar tiene un impacto considerable en el sistema respiratorio. Los fumadores son más propensos a desarrollar afecciones como bronquitis crónica y enfisema, conocidas como enfermedad pulmonar obstructiva crónica (EPOC). Estas enfermedades dificultan la respiración, provocan tos persistente y reducen la capacidad pulmonar. Los fumadores también sufren un mayor riesgo de infecciones respiratorias como la neumonía y la bronquitis aguda.

## 1.3 El impacto en la salud de los demás

Fumar no sólo afecta a la salud de los fumadores, sino también a la de quienes les rodean. La exposición al humo ajeno, también conocida como tabaquismo pasivo, plantea graves riesgos para la salud. Los no fumadores que inhalan el humo ajeno están expuestos a las mismas sustancias tóxicas que los fumadores. Por tanto, pueden desarrollar problemas respiratorios, enfermedades cardiovasculares y ser más propensos a las infecciones.

Además, las mujeres embarazadas que fuman o están expuestas al humo ajeno ponen en riesgo su propia salud y la de sus bebés. Fumar durante el embarazo se asocia a un mayor riesgo de complicaciones como parto prematuro, aborto espontáneo, bajo peso al nacer y malformaciones congénitas.

## 1.4 Dependencia de la nicotina

El tabaco contiene nicotina, una sustancia altamente adictiva. Cuando se inhala, la nicotina llega rápidamente al cerebro y crea dependencia física y psicológica. Los fumadores sienten la necesidad de fumar para satisfacer sus ansias de nicotina, lo que dificulta enormemente el abandono del hábito.

La dependencia de la nicotina es uno de los principales obstáculos para dejar de fumar. Los síntomas de abstinencia, como la irritabilidad, la ansiedad, los trastornos del sueño y el deseo intenso de fumar, pueden hacer que el proceso de abandono sea especialmente difícil. Sin embargo, es importante comprender que la adicción a la nicotina puede superarse con los métodos y el apoyo adecuados.

En conclusión, fumar presenta numerosos riesgos para la salud. Los fumadores corren un mayor riesgo de desarrollar enfermedades graves como cáncer, enfermedades cardiovasculares y enfermedades pulmonares. Además, fumar también afecta a la salud de los no fumadores, especialmente a los que están expuestos al humo ajeno. Por lo tanto, es importante ser consciente de estos peligros y tomar medidas para liberarse de la adicción al tabaco. En los siguientes capítulos, exploraremos los mejores métodos para dejar de fumar y volver a una vida sin tabaco, sinónimo de salud y libertad.

# CAPÍTULO 2: TOMAR LA DECISIÓN DE DEJAR DE FUMAR

Tomar la decisión de dejar de fumar es un paso esencial hacia una vida más sana y satisfactoria. En este capítulo exploraremos las distintas motivaciones que pueden llevarle a tomar esta decisión, los beneficios de dejar de fumar y los posibles obstáculos que puede encontrar.

2.1 Encontrar la motivación

El primer paso para dejar de fumar es encontrar su propia motivación. Cada persona tiene razones diferentes para dejar de fumar, ya sea la preocupación por su salud, preservar sus relaciones, mejorar su aspecto o proteger a sus seres queridos del humo ajeno. Tómese su tiempo para pensar qué es lo que realmente le motiva a dejar de fumar.

Puede resultarle útil elaborar una lista de los beneficios que podría obtener si dejara de fumar. Piense en su salud y en la mejora de su calidad de vida. Piense también en el ahorro económico que podría conseguir dejando de fumar. Cuanto mayor sea su motivación, más fácil le resultará enfrentarse a los retos que le esperan.

## 2.2 Ventajas de dejar de fumar

Dejar de fumar tiene muchos beneficios para su salud y bienestar. En primer lugar, su salud mejorará considerablemente. Sus pulmones se desharán de las sustancias tóxicas presentes en el humo del tabaco, lo que le permitirá respirar mejor y reducirá los problemas respiratorios. Su riesgo de desarrollar enfermedades graves como cáncer, enfermedades cardiovasculares y enfermedades pulmonares disminuirá gradualmente.

Al dejar de fumar, también recuperará una piel más sana y un cutis más radiante. El humo del tabaco contribuye al envejecimiento prematuro de la piel, a la aparición de arrugas y a un cutis apagado. Al dejar de fumar, favorecerá una mejor circulación sanguínea, lo que mejorará el aspecto de la piel.

Dejar de fumar también repercutirá positivamente en sus relaciones sociales. Ya no le molestará el olor a humo en la ropa y el aliento, lo que aumentará su confianza y autoestima. Además, protegerá a sus seres queridos de los peligros del humo ajeno, lo que contribuirá a mantenerlos sanos.

## 2.3 Barreras para dejar de fumar

Aunque dejar de fumar tiene muchas ventajas, es importante reconocer los posibles obstáculos a los que puede enfrentarse. La dependencia de la nicotina es uno de los principales obstáculos para dejar de fumar. Los síntomas de abstinencia, como la irritabilidad, la ansiedad, los trastornos del sueño y los deseos intensos de fumar, pueden dificultar el proceso de abandono.

También puede encontrarse con situaciones o momentos

estresantes que le den ganas de encender un cigarrillo. Identifica esos momentos y prepárate para afrontarlos poniendo en marcha estrategias de gestión del estrés y alternativas saludables para distraerte.

La influencia de su entorno social también puede ser un reto. Si está rodeado de fumadores o frecuenta lugares donde se fuma, puede resultarle más difícil resistirse a la tentación. Hable con las personas de su entorno y pídales que le apoyen en sus esfuerzos por dejar de fumar.

En conclusión, tomar la decisión de dejar de fumar es un acto valiente que beneficiará a su salud. Encuentre su motivación personal y concéntrese en los beneficios que obtendrá al dejar de fumar. Sea consciente de los posibles obstáculos y prepárese para superarlos. En los capítulos siguientes, exploraremos los métodos y estrategias más eficaces para ayudarle a conseguir su objetivo de una vida sin tabaco.

# CAPÍTULO 3: FIJAR OBJETIVOS REALISTAS

Cuando decida dejar de fumar, es importante que se fije objetivos realistas y alcanzables. En este capítulo analizaremos la importancia de establecer objetivos claros, las ventajas de que sean realistas y las estrategias para alcanzarlos.

3.1 La importancia de fijar objetivos claros

Establecer objetivos claros es esencial para conseguir dejar de fumar. Un objetivo claro le da una dirección precisa y le permite medir sus progresos. En lugar de decir simplemente "quiero dejar de fumar", fíjese objetivos concretos y mensurables como "voy a dejar de fumar en las próximas tres semanas" o "voy a reducir a la mitad mi consumo de cigarrillos para finales de mes".

Tener objetivos claros le mantendrá motivado y centrado en su viaje para dejar de fumar. Incluso puede dividir su objetivo principal en objetivos secundarios más pequeños y alcanzables. Esto le proporcionará una serie de pequeñas victorias que aumentarán su confianza y le animarán a seguir esforzándose.

3.2 Ventajas de fijar objetivos realistas

Establecer objetivos realistas es crucial para mantener la motivación y evitar sentimientos de frustración y fracaso. Es importante reconocer que dejar de fumar es un proceso individual y que puede variar de una persona a otra. Establecer objetivos demasiado ambiciosos o poco realistas puede crear una presión excesiva y desmoralizarle si no los consigue.

Si se fija objetivos realistas, tendrá posibilidades reales de alcanzarlos y de celebrar sus progresos. Por ejemplo, si fuma habitualmente, fijarse el objetivo de reducir gradualmente el consumo de cigarrillos en lugar de dejarlo de golpe puede ser más realista y eficaz para usted.

3.3 Estrategias para alcanzar sus objetivos

Para conseguir sus objetivos de dejar de fumar, es importante disponer de estrategias eficaces. He aquí algunos consejos que le ayudarán:

1. Planifique su abandono: Fije una fecha concreta para dejar de fumar. Prepárese mental y físicamente identificando las situaciones o hábitos relacionados con el tabaco que tendrá que cambiar.

2. Busque apoyo: Comunique a las personas de su entorno su decisión de dejar de fumar y pídales su apoyo. También puedes considerar la posibilidad de unirte a grupos de apoyo o consultar a un profesional sanitario especializado en dejar de fumar.

3. Utilice sustitutos de la nicotina: Los sustitutos de la nicotina, como parches, chicles o inhaladores, pueden ayudar a aliviar los síntomas de abstinencia y a reducir gradualmente su dependencia

de la nicotina.

4. Adopte nuevos hábitos: Identifique los momentos o actividades que le llevan a fumar y sustitúyalos por nuevos hábitos saludables. Por ejemplo, si solía fumar después de las comidas, pruebe a dar un pequeño paseo en su lugar.

5. Controle los antojos: Los antojos pueden ser intensos, pero son temporales. Utilice técnicas de relajación, como la respiración profunda, para ayudarle a superarlos. Distraer tu mente haciendo algo que te guste también puede ser eficaz.

Si establece objetivos realistas y aplica las estrategias adecuadas, aumentarán sus posibilidades de dejar de fumar con éxito. Recuerde que cada paso hacia una vida sin tabaco es una victoria en sí misma. En los capítulos siguientes, exploraremos más técnicas y consejos que le ayudarán a conseguir sus objetivos y a liberarse definitivamente de la adicción al tabaco.

# CAPÍTULO 4: PREPARARSE MENTALMENTE

La preparación mental es una parte esencial para dejar de fumar con éxito. En este capítulo, exploraremos la importancia de la preparación mental, las estrategias para fomentar la motivación y la resiliencia, y las técnicas para hacer frente a los pensamientos negativos.

4.1 La importancia de la preparación mental

La preparación mental es esencial para afrontar los retos y las tentaciones que pueden surgir al dejar de fumar. La adicción a la nicotina es tanto física como psicológica, por lo que es fundamental estar preparado para afrontar los síntomas de abstinencia y los antojos.

La preparación mental consiste en desarrollar una actitud positiva, confianza en uno mismo y una fuerte motivación para conseguir dejar de fumar. Implica comprender por qué quiere dejar de fumar, visualizar su vida sin tabaco y adoptar una actitud proactiva ante las dificultades que puedan surgir.

4.2 Reforzar la motivación y la resiliencia

Reforzar la motivación y la resistencia es esencial para mantener el compromiso de dejar de fumar. Aquí tienes algunas estrategias que te ayudarán a conseguirlo:

- Identifique sus motivaciones: Dedique algún tiempo a pensar por qué quiere dejar de fumar. ¿Cuáles son los beneficios para su salud, su aspecto, sus relaciones o su situación económica? Escríbalos y vuelva a leerlos cuando necesite un recordatorio motivador.

- Visualice su éxito: Imagínese viviendo una vida sin tabaco, con plena salud y controlando sus decisiones. Visualícese afrontando situaciones en las que normalmente fumaría y superándolas con éxito. Esta visualización positiva aumentará su motivación y su confianza en sí mismo.

- Rodéese de apoyo: Busque el apoyo de familiares, amigos o grupos de apoyo especializados en dejar de fumar. Compartir tus objetivos con otras personas que entienden por lo que estás pasando puede ayudarte a mantener la motivación y superar los momentos difíciles.

4.3 Hacer frente a los pensamientos negativos

Durante el proceso de dejar de fumar, es habitual tener pensamientos negativos o dudas sobre su capacidad para lograrlo. Es importante desarrollar estrategias para hacer frente a estos pensamientos y convertirlos en pensamientos positivos y constructivos.

- Identifique los pensamientos negativos: Sea consciente de los pensamientos negativos que surgen cuando se enfrenta a un antojo o a una dificultad para dejar de fumar. Identifique estos pensamientos y sustitúyalos por otros positivos. Por ejemplo, en lugar de decirse a sí mismo "no puedo hacerlo", dígase "soy capaz de superar este deseo y llevar una vida sin fumar".

- Utilice afirmaciones positivas: Cree afirmaciones positivas y repítalas con regularidad para aumentar su confianza. Por ejemplo, dígase a sí mismo "Soy fuerte y puedo conseguir dejar de fumar" o "Estoy cuidando de mi salud al elegir vivir sin fumar".

- Practica la atención plena: la atención plena es una técnica que consiste en ser plenamente consciente del momento presente sin juzgarlo. Cuando sientas un antojo o un pensamiento negativo, tómate unos instantes para concentrarte en tu respiración, observar tus pensamientos sin apego y dejarlos pasar. La atención plena te ayuda a alejarte de tus pensamientos y a desarrollar una actitud más positiva y desapegada.

Preparándose mentalmente, fomentando la motivación y la resistencia, y haciendo frente a los pensamientos negativos, estará mejor preparado para conseguir dejar de fumar. La preparación mental es una clave importante para superar los retos que pueden surgir durante el proceso de dejar de fumar. En los capítulos siguientes, exploraremos más estrategias y herramientas que le ayudarán a conseguir sus objetivos y a vivir una vida sin fumar.

# CAPÍTULO 5: ELEGIR EL MÉTODO MÁS ADECUADO PARA USTED

Cuando decida dejar de fumar, existen muchos métodos disponibles para ayudarle a conseguirlo. En este capítulo, exploraremos las distintas opciones para dejar de fumar, las ventajas e inconvenientes de cada método y consejos para elegir el más adecuado para usted.

5.1 Opciones para dejar de fumar

Existen varias opciones para dejar de fumar. Estos son los métodos más comunes:

- Dejar de fumar de golpe: consiste en dejar de fumar de un día para otro, sin utilizar productos sustitutivos de la nicotina. Este método requiere una gran fuerza de voluntad y preparación mental, pero puede ser muy eficaz para algunas personas.

- Sustitutos de la nicotina: Los sustitutos de la nicotina,

como parches, chicles, inhaladores o pastillas para chupar, te proporcionan una dosis controlada de nicotina para aliviar los síntomas de abstinencia. Pueden ayudarte a reducir gradualmente tu dependencia de la nicotina.

- Medicamentos de venta con receta: existen medicamentos de venta con receta, como la vareniclina (Champix) o el bupropión (Zyban), que pueden ayudar a reducir el deseo de fumar y los síntomas de abstinencia. Estos fármacos actúan sobre los receptores de nicotina del cerebro.

- Terapia conductual: La terapia conductual es un enfoque cuyo objetivo es cambiar la conducta y los hábitos de fumar. Puede incluir técnicas como la gestión del estrés, la reestructuración cognitiva y el refuerzo positivo.

5.2 Ventajas e inconvenientes de los distintos métodos

Cada método para dejar de fumar tiene ventajas e inconvenientes que es importante tener en cuenta a la hora de elegir el más adecuado para usted.

- Abandono repentino: La ventaja de este método es que permite dejarlo de forma rápida y decidida. Sin embargo, los síntomas de abstinencia pueden ser más intensos y se necesita una gran fuerza de voluntad para mantener este abandono sin apoyo externo.

- Sustitutos de la nicotina: Los sustitutos de la nicotina ofrecen una alternativa más suave al proporcionar una dosis controlada de nicotina para aliviar los síntomas de abstinencia. Sin embargo, pueden prolongar la dependencia de la nicotina y requieren un uso regular y adecuado.

- Medicamentos con receta: los medicamentos con receta pueden ser eficaces para reducir el ansia, pero pueden tener efectos secundarios y deben utilizarse bajo supervisión médica.

- Terapia conductual: La terapia conductual se utiliza para tratar los aspectos psicológicos y conductuales de la dependencia del tabaco. Puede ser eficaz a largo plazo, pero requiere compromiso y participación activa.

5.3 Consejos para elegir el método más adecuado para usted

Para ayudarle a elegir el método para dejar de fumar que mejor se adapte a usted, le ofrecemos algunos consejos :

- Consulte a un profesional sanitario: Hable con un médico, farmacéutico o especialista en dejar de fumar para que le aconseje según su situación y necesidades.

- Tenga en cuenta sus preferencias personales: Piense en sus preferencias en cuanto al método para dejar de fumar, el modo de administración (parches, chicles, etc.) y el apoyo deseado.

- Evalúe sus hábitos y su dependencia: tenga en cuenta su nivel de dependencia de la nicotina, sus hábitos como fumador y sus desencadenantes. Algunos métodos pueden adaptarse mejor a sus necesidades específicas.

- Prepárate para adaptar tu enfoque: puede que tengas que probar distintos métodos o combinar varios enfoques para encontrar el que mejor te funcione.

Si elige el método para dejar de fumar que mejor se adapte a usted, aumentarán sus posibilidades de éxito en sus esfuerzos por dejar de fumar. Recuerde que no existe un método único que funcione para todo el mundo, por lo que es importante encontrar el más adecuado para usted. En los capítulos siguientes, veremos más estrategias y consejos que le ayudarán en su camino hacia una vida sin tabaco.

# CAPÍTULO 6: PRODUCTOS DE SUSTITUCIÓN DE LA NICOTINA

Los productos sustitutivos de la nicotina están diseñados para ayudar a los fumadores a dejar de fumar proporcionándoles una dosis controlada de nicotina. En este capítulo exploraremos los distintos tipos de sustitutivos de la nicotina disponibles, cómo funcionan y las ventajas e inconvenientes de su uso.

6.1 Los distintos tipos de productos de sustitución de la nicotina

Existen varios tipos de productos sustitutivos de la nicotina que puede elegir en función de sus preferencias y necesidades. Estos son los principales tipos:

- Parches: Los parches son dispositivos adhesivos que se aplican sobre la piel. Liberan nicotina lentamente en el organismo a lo largo del día. Los parches son prácticos porque no requieren ninguna acción en particular y pueden utilizarse discretamente.

- Chicles: Los chicles son gomas de mascar especialmente formuladas que contienen nicotina. Al masticar el chicle, la nicotina se absorbe a través de las membranas mucosas de la boca. El chicle es cómodo porque le permite controlar su dosis de nicotina según sus necesidades.

- Inhaladores: Los inhaladores son dispositivos parecidos a los cigarrillos electrónicos. Contienen un cartucho de nicotina que se inhala, simulando el acto de fumar. Los inhaladores ofrecen una alternativa gestual para los fumadores que necesitan algo que sostener entre los dedos.

- Pastillas para chupar: Las pastillas para chupar se colocan en la boca y liberan nicotina cuando se disuelven. Ofrecen una opción discreta y pueden utilizarse en situaciones en las que no resulta práctico mascar chicle.

6.2 Cómo funcionan los productos de sustitución de la nicotina

Los productos sustitutivos de la nicotina proporcionan al organismo una cantidad controlada de nicotina, sin las demás sustancias tóxicas del humo de los cigarrillos. Ayudan a aliviar los síntomas de abstinencia y a reducir el deseo de fumar.

La nicotina de los sucedáneos se absorbe en el organismo a través de las mucosas de la boca, la piel o los pulmones, según el tipo de sucedáneo utilizado. A continuación, llega al cerebro y se une a los receptores nicotínicos, provocando la liberación de dopamina, un neurotransmisor relacionado con el placer y la recompensa.

Al proporcionar una dosis controlada de nicotina, los productos sustitutivos de la nicotina ayudan a reducir los síntomas de abstinencia, como los antojos, la irritabilidad y la frustración. También rompen el vínculo entre la nicotina y las acciones habituales asociadas al tabaquismo.

6.3 Ventajas y desventajas de los sustitutos de la nicotina

El uso de productos sustitutivos de la nicotina tiene ventajas e inconvenientes. He aquí un resumen de los principales puntos a tener en cuenta:

- Ventajas:

  - Reducción de los síntomas de abstinencia: Los sustitutos de la nicotina ayudan a reducir los síntomas de abstinencia, como el ansia y la irritabilidad, lo que facilita dejar de fumar.

  - Control de la dosis de nicotina: Puede elegir la dosis que corresponda a su nivel de dependencia y reducirla gradualmente con el tiempo.

  - Disponibilidad y accesibilidad: Los sustitutos de la nicotina están ampliamente disponibles sin receta en farmacias y tiendas, por lo que son fácilmente accesibles.

- Desventajas:

  - Mantenimiento de la dependencia de la nicotina: El uso de sustitutos de la nicotina puede prolongar la dependencia de la nicotina, aunque en formas menos nocivas que los cigarrillos.

  - Posibles efectos secundarios: Algunos usuarios pueden experimentar efectos secundarios como dolores de cabeza, náuseas, irritación de la boca o de la piel. Estos efectos son generalmente temporales y desaparecen con el tiempo.

Es importante tener en cuenta que los sustitutos de la nicotina no son una solución milagrosa, pero pueden ser una herramienta valiosa en su viaje para dejar de fumar. Pueden ayudarte a sobrellevar los síntomas de abstinencia y a reducir gradualmente tu dependencia de la nicotina.

Antes de utilizar sustitutos de la nicotina, es aconsejable consultar a un profesional sanitario para que le aconseje según su situación. En los capítulos siguientes, exploraremos otras estrategias y consejos que le ayudarán a dejar de fumar y a llevar una vida sin tabaco.

# CAPÍTULO 7: TERAPIA CONDUCTUAL Y COGNITIVA

La terapia cognitivo-conductual (TCC) es un enfoque psicológico que ha demostrado su eficacia en el proceso de dejar de fumar. En este capítulo, exploraremos los principios básicos de la TCC, su aplicación en la deshabituación tabáquica y las técnicas y herramientas utilizadas para ayudarle a superar la dependencia del tabaco.

## 7.1 Los principios de la terapia cognitivo-conductual

La TCC se basa en la idea de que nuestros pensamientos, emociones y comportamientos están interconectados. Su objetivo es identificar y cambiar los patrones de pensamiento negativos o irracionales que pueden contribuir a la dependencia del tabaco.

He aquí algunos principios básicos de la TCC:

- Reestructuración cognitiva: Consiste en identificar los pensamientos automáticos negativos asociados al hábito de fumar y sustituirlos por pensamientos positivos y realistas. Por ejemplo, en lugar de pensar "nunca podré dejar de fumar", puede decirse a sí mismo "tengo la capacidad de dejar de fumar y puedo conseguirlo".

- Gestión del estrés: la TCC enseña técnicas de gestión del estrés para ayudarle a afrontar situaciones estresantes sin recurrir al tabaco. Puede incluir ejercicios de relajación, técnicas de respiración profunda o actividades de distracción.

- Refuerzo positivo: la TCC se centra en reforzar los comportamientos positivos asociados a dejar de fumar. Esto puede incluir recompensas por los logros o el uso de técnicas de autorrefuerzo, como llevar un diario de progresos.

7.2 Aplicación de la TCC para dejar de fumar

La TCC puede utilizarse de diversas maneras para ayudarle a dejar de fumar. He aquí algunos ejemplos de cómo puede utilizarse la TCC para ayudarle a dejar de fumar:

- Identificar los desencadenantes: la TCC le ayuda a identificar las situaciones, emociones o hábitos que desencadenan el deseo de fumar. Al reconocer estos desencadenantes, puede desarrollar estrategias para evitarlos o afrontarlos de una forma más saludable.

- Planificación de estrategias de afrontamiento: la TCC le ayuda a desarrollar estrategias de afrontamiento para hacer frente al deseo de fumar. Esto puede incluir técnicas de distracción, el uso de sustitutos de la nicotina o la adopción de comportamientos alternativos más saludables.

- Reforzar las habilidades de resistencia: la TCC le enseña a resistirse a los antojos desarrollando habilidades de autoeficacia y resistencia. Esto puede incluir el aprendizaje de técnicas de rechazo, la repetición de afirmaciones positivas y la identificación de los beneficios de dejar de fumar.

7.3 Técnicas y herramientas de TCC para dejar de fumar

La TCC utiliza diversas técnicas y herramientas para ayudarle a dejar de fumar. He aquí algunos ejemplos habituales:

- Diario de pensamientos: Llevar un diario de pensamientos le permite registrar sus pensamientos sobre el tabaco e identificar patrones de pensamiento negativos o irracionales. Esto le ayuda a ser consciente de sus pensamientos y a cambiarlos de forma más positiva.

- Exposición progresiva: La exposición progresiva consiste en exponerse de forma controlada a situaciones que desencadenan el deseo de fumar, con el fin de desarrollar su tolerancia y reforzar su capacidad de resistencia.

- Entrenamiento en resolución de problemas: esta técnica le ayuda a identificar los problemas asociados a dejar de fumar y a encontrar soluciones eficaces. Le anima a explorar distintas opciones y a desarrollar un plan de acción para hacer frente a los obstáculos.

La TCC puede utilizarse sola o en combinación con otros métodos para dejar de fumar, como los sustitutos de la nicotina. Ofrece un enfoque global, dirigido tanto a los aspectos cognitivos como conductuales de la dependencia del tabaco.

En conclusión, la terapia cognitivo-conductual es un método eficaz para ayudarle a dejar de fumar. Trabajando sobre sus pensamientos, emociones y comportamientos relacionados con el tabaquismo, puede desarrollar habilidades y estrategias para superar la adicción al tabaco. En los capítulos siguientes, exploraremos otros métodos y consejos que le ayudarán a dejar de fumar.

# CAPÍTULO 8: ACUPUNTURA Y OTROS MÉTODOS ALTERNATIVOS

En nuestra búsqueda para dejar de fumar, a menudo estamos dispuestos a explorar diferentes enfoques y métodos. La acupuntura y otros métodos alternativos son algunas de las opciones que algunos fumadores consideran para ayudarles en su intento de dejar de fumar. En este capítulo examinaremos la eficacia de la acupuntura, así como de otros enfoques alternativos, y debatiremos su uso en el proceso de dejar de fumar.

## 8.1 Acupuntura: una práctica ancestral para dejar de fumar

La acupuntura es una forma de medicina tradicional china que consiste en la inserción de finas agujas en puntos específicos del cuerpo. Según la teoría de la acupuntura, estos puntos están conectados a meridianos de energía que pueden estimularse para restablecer el equilibrio del organismo. En el contexto de la deshabituación tabáquica, la acupuntura se utiliza a menudo para reducir los síntomas de abstinencia y las ansias de fumar.

Algunos estudios han sugerido que la acupuntura puede ser beneficiosa para las personas que intentan dejar de fumar. Por ejemplo, un estudio publicado en el Journal of the American Medical Association descubrió que la acupuntura auricular (acupuntura en la oreja) se asociaba a una reducción significativa de las ansias de fumar en los fumadores que intentaban dejar de fumar. Sin embargo, otros estudios han arrojado resultados dispares y se necesitan más investigaciones para confirmar la eficacia de la acupuntura para dejar de fumar.

8.2 Enfoques alternativos para dejar de fumar

Además de la acupuntura, existen otros métodos alternativos que a veces se utilizan para dejar de fumar. He aquí algunos de ellos:

- Hipnoterapia: La hipnoterapia utiliza la hipnosis para ayudar a los fumadores a cambiar su comportamiento y sus pensamientos sobre el tabaco. Puede utilizarse para aumentar la motivación para dejar de fumar, reducir el deseo de fumar y promover hábitos de vida saludables.

- Terapia herbal: Algunas hierbas son conocidas por sus propiedades calmantes y relajantes, que pueden ser beneficiosas para reducir el estrés y los antojos. Por ejemplo, la pasiflora, la valeriana y la melisa se utilizan a menudo para aliviar los síntomas de abstinencia.

- Terapia de grupo y apoyo social: Participar en grupos de apoyo o en programas colectivos para dejar de fumar puede ofrecer apoyo emocional, consejos prácticos y la oportunidad de compartir experiencias con otras personas en la misma situación.

Es importante tener en cuenta que estos enfoques alternativos no son necesariamente adecuados para todo el mundo, y su eficacia puede variar de una persona a otra. Se recomienda consultar a un profesional sanitario o a un profesional cualificado para analizar las opciones alternativas y determinar cuál puede ser la más adecuada para usted.

En conclusión, la acupuntura y otros métodos alternativos pueden considerarse complementos potenciales en el proceso de dejar de fumar. Aunque las pruebas de su eficacia son limitadas, algunas personas han encontrado útiles estos métodos para reducir los síntomas de abstinencia y las ansias de fumar. No obstante, es importante tener en cuenta las diferencias individuales y consultar a profesionales sanitarios cualificados para obtener un asesoramiento personalizado. En los capítulos siguientes, exploraremos otras estrategias y consejos que le ayudarán a conseguir su objetivo de una vida sin tabaco.

# CAPÍTULO 9: CONTROL DEL SÍNDROME DE ABSTINENCIA

Cuando deje de fumar, es posible que experimente una serie de síntomas de abstinencia que pueden dificultar el proceso. En este capítulo, examinaremos estos síntomas y le daremos consejos prácticos sobre cómo gestionarlos eficazmente, para maximizar sus posibilidades de éxito al dejar de fumar.

9.1 Síntomas comunes de abstinencia

Dejar de fumar puede provocar diversos síntomas físicos y emocionales. Estos son algunos de los síntomas más comunes que puede experimentar:

- Antojos: Los antojos son uno de los síntomas más comunes de la abstinencia. Pueden aparecer en cualquier momento y varían en intensidad. Es importante entender que los antojos son temporales y disminuirán con el tiempo.

- Irritabilidad e inquietud: Dejar de fumar puede alterar su equilibrio emocional, lo que puede provocar irritabilidad, inquietud e incluso ansiedad. Es importante encontrar técnicas de gestión del estrés para hacer frente a estas emociones.

- Síntomas físicos: Puede experimentar síntomas físicos como dolores de cabeza, fatiga, problemas para dormir, aumento del apetito, mareos, aumento de la tos o dolor de garganta. Estos síntomas son temporales y forman parte del proceso de curación del organismo.

- Disminución de la concentración: Algunos fumadores informan de una reducción temporal de su capacidad para concentrarse y recordar cierta información. Esto puede deberse a que su cerebro se está adaptando a la ausencia de nicotina.

9.2 Estrategias para controlar los síntomas de abstinencia

Afortunadamente, existen estrategias eficaces para controlar los síntomas de abstinencia y hacerlos más llevaderos. He aquí algunos consejos prácticos:

- Adopte un estilo de vida saludable: Mantener una dieta equilibrada, hacer ejercicio con regularidad y dormir lo suficiente puede ayudar a reducir los síntomas de abstinencia. Estos hábitos saludables también ayudan a aumentar tu resistencia física y mental.

- Busque distracciones: Cuando sienta el impulso de fumar, ocupe su mente con actividades que le distraigan. Puede ser dar un paseo, dedicarse a un hobby, leer un libro interesante o escuchar música relajante.

- Utiliza técnicas de relajación: La relajación puede ayudar a calmar la irritabilidad y la agitación. Prueba técnicas de respiración profunda, meditación, yoga o mindfulness para relajarte y calmarte.

- Busque apoyo social: Hable con sus amigos y familiares sobre sus planes para dejar de fumar y busque apoyo social. Únase a grupos de apoyo, comparta sus experiencias e intercambie consejos con otras personas en su misma situación. El apoyo de los demás puede ser crucial para su éxito.

- Utilice sustitutos de la nicotina: Los sustitutos de la nicotina, como parches, chicles o inhaladores, pueden ayudar a reducir las ansias y los síntomas de abstinencia. Habla con tu profesional sanitario para saber qué opción es la mejor para ti.

9.3 Sea paciente y persistente

Es importante recordar que los síntomas de abstinencia son temporales y disminuirán gradualmente a medida que su cuerpo se adapte a la ausencia de nicotina. Sé paciente contigo mismo y no te desanimes si tienes dificultades. Siga utilizando las estrategias que le funcionan y siéntase orgulloso de cada paso que da en su camino hacia una vida sin tabaco.

En conclusión, controlar los síntomas de abstinencia es un paso esencial en el proceso de dejar de fumar. Utilizando técnicas de control del estrés, adoptando un estilo de vida saludable, encontrando distracciones y buscando apoyo social, puede minimizar el impacto de los síntomas y aumentar sus posibilidades de éxito. En los capítulos siguientes, veremos otros aspectos importantes del proceso para dejar de fumar.

# CAPÍTULO 10: REFORZAR LA MOTIVACIÓN Y LA FUERZA DE VOLUNTAD

Cuando se propone dejar de fumar, es esencial tener una fuerte motivación y una firme voluntad de dejarlo. En este capítulo, exploraremos diferentes estrategias para reforzar su motivación y determinación, que le ayudarán a superar los retos y a mantener su compromiso con una vida sin tabaco.

## 10.1 Comprender su motivación personal

El primer paso para reforzar su motivación es comprender por qué quiere dejar de fumar. Tómese su tiempo para pensar en sus motivos personales. ¿Es para mejorar su salud? ¿Proteger a su familia de los peligros del humo ajeno? ¿Ahorrar dinero? ¿Mejorar su aspecto? Identifique sus motivaciones más profundas y recuérdelas con regularidad cuando se encuentre con dificultades.

## 10.2 Fijar objetivos claros y realistas

Para mantener la motivación, es importante fijarse objetivos claros y realistas. Decide lo que quieres conseguir y elabora un plan de acción concreto. Por ejemplo, fija una fecha límite, define pasos intermedios y recompénsate cuando alcances esos objetivos. Tener objetivos claros te orienta y te permite medir tus progresos.

## 10.3 Visualizar el éxito

La visualización es una técnica poderosa para reforzar su motivación. Dedique unos minutos al día a imaginar su vida como no fumador. Visualícese realizando actividades que le gustan, gozando de buena salud y sintiéndose orgulloso de haber conseguido dejar de fumar. Esta visualización positiva refuerza su motivación y le ayuda a mantenerse centrado en su objetivo.

## 10.4 Utilizar afirmaciones positivas

Las afirmaciones positivas son frases positivas que se repite a sí mismo con regularidad para aumentar su autoconfianza y motivación. Por ejemplo, dígase frases como "Soy capaz de dejar de fumar", "Estoy decidido a cuidar de mi salud" o "Me estoy convirtiendo en un no fumador". Repita estas frases todos los días para reforzar su mentalidad positiva.

## 10.5 Encontrar apoyo social

El apoyo social es esencial para reforzar su motivación y fuerza de voluntad. Hable con sus amigos y familiares sobre cómo dejar de fumar. Únase a grupos de apoyo o a programas colectivos para dejar de fumar. El apoyo de otras personas que pasan por la misma experiencia puede animarle, motivarle y darle un sentimiento de pertenencia.

## 10.6 Evitar situaciones de riesgo

Identifique las situaciones de riesgo que podrían comprometer su motivación y fuerza de voluntad. Por ejemplo, si suele fumar mientras toma su café matutino, considere la posibilidad de cambiar su rutina tomando en su lugar una taza de té. Evite los lugares en los que tuvo la tentación de fumar y manténgase alejado de los fumadores durante un tiempo. Cree un entorno propicio para su éxito.

## 10.7 Recompensarse a sí mismo

Recompénsese regularmente cuando alcance hitos importantes en su camino para dejar de fumar. Fíjese pequeñas recompensas, como comprarse algo que le guste, planear una salida especial o regalarse un momento de relax. Estas recompensas aumentan su motivación y le dan algo que esperar.

En conclusión, reforzar la motivación y la fuerza de voluntad es fundamental para dejar de fumar. Comprendiendo sus motivaciones personales, estableciendo objetivos claros, utilizando técnicas de visualización y afirmación positiva, encontrando apoyo social y evitando situaciones de riesgo, puede reforzar su determinación y aumentar sus posibilidades de éxito. Siga recordándose los beneficios de una vida sin tabaco y siéntase orgulloso de cada paso que dé hacia esta nueva realidad.

# CAPÍTULO 11: EVITAR ESCOLLOS Y RECAÍDAS

Cuando deje de fumar, es importante que se mantenga alerta y esté atento a los escollos y situaciones que podrían provocarle una recaída. En este capítulo, veremos los escollos más comunes que puede encontrar y le daremos consejos prácticos sobre cómo evitarlos, para que pueda mantener su compromiso de llevar una vida sin fumar.

## 11.1 Identificar los escollos más comunes

Es esencial ser consciente de los escollos que pueden llevarle a recaer. Estos son algunos de los escollos más comunes a los que pueden enfrentarse las personas que dejan de fumar:

- Situaciones sociales: Los acontecimientos sociales, las salidas con amigos o las fiestas pueden ser situaciones difíciles en las que la tentación de fumar puede estar presente. Es importante ser consciente de estas situaciones y planificar estrategias para afrontarlas.

- Estrés: El estrés puede ser uno de los principales desencadenantes de los antojos. Cuando te enfrentes a situaciones estresantes, es importante que encuentres formas saludables de afrontarlas, como la relajación, el ejercicio o la meditación.

- Asociaciones mentales: Después de fumar durante mucho tiempo, es posible que asocie determinadas actividades o momentos del día con el hecho de fumar. Por ejemplo, fumar después de comer o con una taza de café. Es crucial romper estas asociaciones mentales adoptando nuevos hábitos y encontrando sustitutos saludables.

- Sentimiento de privación: A veces, cuando se deja de fumar, se puede tener una sensación de privación, como si se estuviera privando de algo agradable. Es importante cambiar la percepción y centrarse en los muchos beneficios y libertades que se obtienen al no fumar.

11.2 Desarrollar estrategias de evasión

Una vez identificados los posibles escollos, es hora de desarrollar estrategias para evitarlos. He aquí algunos consejos prácticos:

- Evite las situaciones de alto riesgo: Si sabe que una situación concreta puede desencadenar el deseo de fumar, evítela en la medida de lo posible, al menos en las primeras fases del abandono del tabaco. Si no es posible, prepárese de antemano con técnicas de control del estrés y distracciones saludables.

- Utilice técnicas de distracción: cuando sienta la tentación de fumar, busque una actividad de distracción para ocupar su mente. Puede ser hacer algunos ejercicios de respiración, dar un paseo a paso ligero, leer un libro interesante o escuchar música.

- Encuentre apoyo social: El apoyo social es inestimable para prevenir las recaídas. Hable abiertamente con su familia y amigos sobre cómo dejar de fumar o únase a un grupo de apoyo. Compartir sus dificultades y recibir ánimos puede ayudarle a mantener la motivación y evitar recaídas.

- Aprenda a controlar los antojos: Los antojos pueden ser intensos, pero son temporales. Aprende técnicas para controlarlos, como la respiración profunda, la relajación muscular progresiva o la visualización. Cuanto más practiques estas técnicas, más podrás controlar tus antojos.

11.3 Tratar las recaídas con compasión

A pesar de todos tus esfuerzos, es posible que recaigas. Es importante tener compasión de uno mismo y no juzgarse con dureza. Una recaída no significa que haya fracasado, sino simplemente que se ha encontrado con un obstáculo en el camino. Reconozca lo que le ha llevado a la recaída, aprenda de ello y reanude su viaje para dejar de fumar con determinación.

En conclusión, evitar los escollos y las recaídas es un elemento clave para mantener su compromiso con una vida sin tabaco. Si identifica los escollos habituales, desarrolla estrategias para evitarlos y encuentra apoyo social, aumentará sus posibilidades de éxito. Recuerde que cada día sin fumar es una victoria y que está en el buen camino para conseguir su objetivo de una vida más sana y libre de la dependencia del tabaco.

# CAPÍTULO 12: APOYO SOCIAL Y FAMILIAR

Cuando decida dejar de fumar, el apoyo social y familiar puede desempeñar un papel crucial en su éxito. En este capítulo, exploraremos la importancia del apoyo social, cómo conseguirlo y cómo implicarlo en su viaje para dejar de fumar.

## 12.1 Comprender la importancia del apoyo social

El apoyo social es esencial cuando se trata de abandonar un hábito tan difícil como el de fumar. Puede ayudarle a mantener la motivación, superar los obstáculos y mantener su compromiso con una vida sin tabaco. El apoyo social puede venir de la familia, los amigos, los compañeros de trabajo o los grupos de apoyo dedicados a dejar de fumar.

## 12.2 Comunicarse abiertamente con los que le rodean

El primer paso para obtener apoyo social es comunicarse abiertamente con quienes le rodean. Hable de su decisión de dejar de fumar con su familia, amigos y seres queridos. Explíqueles por qué es importante para usted y cómo pueden apoyarle. Sea sincero sobre sus retos y preocupaciones, y pídales ayuda y comprensión.

## 12.3 Implicar a familiares y amigos

Su familia y sus amigos pueden desempeñar un papel activo para ayudarle a dejar de fumar. He aquí algunas formas de conseguir que participen:

- Pídales que sean sus aliados: Pida a sus allegados que se conviertan en sus aliados en sus esfuerzos por dejar de fumar. Pueden animarte, recordarte por qué decidiste dejarlo y ayudarte a evitar situaciones de riesgo.

- Establezcan juntos rutinas saludables: Involucre a su familia y amigos en la creación de nuevas rutinas saludables. Por ejemplo, organicen salidas en las que no se fume, practiquen deporte juntos o planifiquen actividades que no estén relacionadas con el tabaco.

- Encuentre un compañero para dejar de fumar: Si alguien cercano a usted también fuma y quiere dejar de hacerlo, considere la posibilidad de apoyarse mutuamente como compañeros para dejar de fumar. Podéis compartir vuestras experiencias, animaros mutuamente y celebrar juntos vuestros éxitos.

## 12.4 Participar en grupos de apoyo

Los grupos de apoyo son recursos inestimables para conseguir el apoyo social que necesita para dejar de fumar. Busque grupos de apoyo locales o comunidades en línea dedicadas a dejar de fumar. Estos grupos te ofrecen un espacio donde compartir tus experiencias, recibir consejos prácticos y encontrar el ánimo que necesitas.

## 12.5 Utilizar aplicaciones y plataformas en línea

Las aplicaciones y las plataformas en línea también pueden ser excelentes herramientas de apoyo social. Existen aplicaciones móviles diseñadas específicamente para ayudar a las personas a dejar de fumar. Ofrecen funciones como el seguimiento del progreso, consejos, recordatorios y la posibilidad de conectar con otras personas que también están intentando dejar de fumar.

En conclusión, el apoyo social y familiar es un elemento clave en el proceso de dejar de fumar. Comunicándose abiertamente con quienes le rodean, implicándoles activamente en su proceso, uniéndose a grupos de apoyo y utilizando aplicaciones y plataformas en línea, podrá rodearse de una comunidad de apoyo que le anime y motive. Recuerde que no está solo en su viaje para dejar de fumar y que tiene gente dispuesta a apoyarle en cada paso del camino.

# CAPÍTULO 13: ADOPTAR NUEVOS HÁBITOS DE VIDA

Cuando se deja de fumar, es esencial adoptar nuevos hábitos de vida que promuevan una vida sana alejada del tabaco. En este capítulo, exploraremos una serie de hábitos que puede incorporar a su rutina diaria para reforzar su viaje para dejar de fumar y ayudarle a mantener su compromiso a largo plazo.

## 13.1 La importancia de los estilos de vida saludables

Los hábitos de vida saludables son una parte esencial del proceso de dejar de fumar. Ayudan a fortalecer su salud general, a reducir las ansias de fumar y a mantener la motivación. Adoptar nuevos hábitos positivos le permitirá sustituir su antiguo hábito de fumar por comportamientos beneficiosos para su bienestar físico y mental.

## 13.2 Integrar el ejercicio en la rutina diaria

El ejercicio regular puede ser de gran ayuda para dejar de fumar. No sólo ayuda a reducir las ansias de fumar, sino que también mejora el estado de ánimo, la energía y la salud en general.

Intente incluir en su día al menos 30 minutos de actividad física moderada o intensa. Puede optar por caminar, correr, nadar, montar en bicicleta o cualquier otra actividad que le guste. Encuentra la que mejor se adapte a ti y conviértela en un hábito regular.

## 13.3 Adoptar una dieta equilibrada

Una dieta equilibrada desempeña un papel fundamental en sus esfuerzos por dejar de fumar. Coma alimentos sanos y equilibrados que incluyan fruta, verdura, proteínas magras y cereales integrales. Evite los alimentos procesados con alto contenido en azúcar y grasa. Cuando tenga un antojo, opte por tentempiés sanos como fruta fresca, verduras troceadas o frutos secos.

## 13.4 Gestionar el estrés de forma saludable

El estrés puede ser uno de los principales desencadenantes de los antojos. Aprenda a gestionar el estrés de forma saludable utilizando técnicas de relajación como la meditación, la respiración profunda o el yoga. Busca también actividades que te ayuden a relajarte y a disfrutar, como leer, escuchar música, dibujar o trabajar en el jardín. Si incorporas momentos de relajación y placer a tu rutina diaria, reducirás el estrés y reforzarás tu resistencia a los antojos.

## 13.5 Dormir lo suficiente

Dormir es esencial para su bienestar general y para mantener su compromiso con su viaje para dejar de fumar. Intente mantener una rutina de sueño regular y duerma lo suficiente cada noche. Evite las pantallas antes de acostarse, cree un entorno propicio para el sueño y practique técnicas de relajación que le ayuden a conciliar el sueño más fácilmente. Un sueño de calidad le ayudará a estar más enérgico, concentrado y resistente a los antojos.

13,6 Encontrar nuevas actividades y aficiones

Sustituya su hábito de fumar por nuevas actividades y aficiones que le proporcionen placer. Encuentre aficiones que estimulen su creatividad, como la pintura, el baile, la fotografía o la escritura. Participe en actividades sociales, uniéndose a clubes o grupos que compartan sus intereses. Si explora nuevas pasiones y se dedica a actividades que le apasionen, tendrá menos tiempo e interés para los cigarrillos.

En conclusión, adoptar nuevos hábitos de vida saludables es esencial para reforzar sus esfuerzos por dejar de fumar. Al incorporar a su rutina diaria el ejercicio, una dieta equilibrada, la gestión del estrés, un sueño adecuado y nuevas actividades, creará un entorno propicio para una vida sin tabaco. Estos nuevos hábitos le ayudarán a mantenerse motivado, reducir los antojos y mantener su compromiso a largo plazo.

# CAPÍTULO 14: CONTROLAR EL ESTRÉS Y LAS EMOCIONES SIN TABACO

Cuando se deja de fumar, es importante desarrollar estrategias para controlar el estrés y las emociones sin recurrir a los cigarrillos. En este capítulo, exploraremos diferentes técnicas y enfoques para gestionar eficazmente el estrés y las emociones, lo que le permitirá mantener su viaje para dejar de fumar.

14.1 Comprender la relación entre tabaquismo, estrés y emociones

Los fumadores suelen consumir cigarrillos como forma de afrontar el estrés y las emociones negativas. Sin embargo, es importante comprender que, en realidad, fumar no resuelve estos problemas, sino que crea una dependencia que empeora la situación a largo plazo. Al dejar de fumar, te das la oportunidad de aprender formas nuevas y más sanas de afrontar el estrés y las emociones.

## 14.2 Aplicar técnicas de gestión del estrés

La gestión del estrés es esencial para evitar ceder a las ganas de fumar. Existen muchas técnicas eficaces para controlar el estrés, como la meditación, la respiración profunda, el yoga, la relajación muscular progresiva y la visualización. Pruebe diferentes métodos y encuentre el que mejor se adapte a usted. Practique estas técnicas con regularidad para reducir el estrés y aumentar su capacidad para afrontar los retos de la vida sin tabaco.

## 14.3 Expresar las emociones de forma saludable

Dejar de fumar puede provocar a veces un aumento de las emociones, ya que se aprende a afrontar los retos cotidianos sin depender de los cigarrillos. Aprenda a expresar sus emociones de forma sana y constructiva. Puede escribir en un diario, hablar con un amigo de confianza, realizar actividades artísticas o asistir a grupos de apoyo donde pueda compartir sus experiencias con otras personas que se encuentren en una situación similar.

## 14.4 Adoptar técnicas de relajación

Las técnicas de relajación son una forma excelente de controlar el estrés y las emociones sin fumar. Pruebe actividades relajantes como darse un baño caliente, escuchar música relajante, pasear por la naturaleza, hacer jardinería o leer un buen libro. Tómese tiempo para relajarse todos los días y haga de estos momentos una prioridad en su agenda.

## 14.5 Hacer ejercicio regularmente

El ejercicio regular no sólo es bueno para la salud física, sino también para el bienestar mental y emocional. Cuando hace ejercicio, su cuerpo libera endorfinas, sustancias químicas que mejoran su estado de ánimo y reducen el estrés. Elija una actividad física que le guste, como caminar, correr, bailar, nadar o montar en bicicleta, y hágala con regularidad. Descubrirá que el ejercicio regular le ayuda a controlar sus emociones y a mantener su compromiso con una vida sin tabaco.

14,6 Encontrar apoyo social

El apoyo social es esencial para afrontar el estrés y las emociones que conlleva dejar de fumar. Rodéese de personas positivas y alentadoras que le apoyen en su decisión de dejar de fumar. Únase a grupos de apoyo, asista a sesiones de terapia de grupo o utilice aplicaciones y plataformas en línea que ofrecen apoyo y asesoramiento. Hablar de tus sentimientos con otras personas que entienden por lo que estás pasando puede ser muy beneficioso.

En conclusión, gestionar el estrés y las emociones sin fumar es esencial para mantener su viaje para dejar de fumar. Utilizando técnicas de gestión del estrés, expresando sus emociones de forma saludable, adoptando técnicas de relajación, haciendo ejercicio con regularidad y encontrando apoyo social, reforzará su capacidad para afrontar los retos de la vida sin recurrir al tabaco. Siga explorando distintos enfoques y encuentre los que mejor funcionen para usted.

# CAPÍTULO 15: MANTENER LA LIBERTAD: PREVENIR LAS RECAÍDAS

Una vez que haya conseguido dejar de fumar, es importante que tome medidas para mantenerse libre del tabaco y evitar recaídas. En este capítulo final, exploraremos estrategias y consejos para consolidar su viaje para dejar de fumar y evitar que vuelva a caer en el hábito.

## 15.1 Comprender los factores de riesgo de recaída

Es esencial conocer los factores de riesgo de recaída para anticiparse mejor a ellos y tomar medidas preventivas. Algunos factores habituales son el estrés, las situaciones sociales, las ansias repentinas, los recuerdos asociados al tabaquismo y las emociones negativas. Identifique los factores de riesgo que le preocupan personalmente y prepárese para afrontarlos de forma proactiva.

## 15.2 Refuerce sus habilidades de afrontamiento

Una de las claves para prevenir las recaídas es desarrollar sólidas habilidades de afrontamiento. Aprenda estrategias de gestión del estrés, resolución de problemas y toma de decisiones para afrontar los retos que se le presenten. Cuanto más capaz te sientas de afrontar situaciones difíciles sin recurrir a los cigarrillos, más resistente serás a las tentaciones y los antojos.

## 15.3 Evitar los desencadenantes

Identifique los factores desencadenantes que le incitan a fumar y tome medidas para evitarlos en la medida de lo posible. Esto puede incluir situaciones sociales en las que otras personas fuman, lugares en los que suele fumar, actividades relacionadas con el tabaco o momentos estresantes concretos. Si no puede evitar por completo ciertos desencadenantes, planifique estrategias alternativas para afrontarlos, como practicar técnicas de relajación o utilizar productos sustitutivos de la nicotina.

## 15.4 Mantener un estilo de vida saludable

Un estilo de vida sano es esencial para mantenerse libre del tabaco. Siga adoptando hábitos alimentarios equilibrados, haga ejercicio con regularidad y controle su estrés de forma saludable. También debe asegurarse de dormir lo suficiente y cuidar su salud mental realizando actividades que le proporcionen placer y bienestar. Un cuerpo y una mente sanos le hacen más resistente a los antojos.

## 15.5 Hacer frente a posibles recaídas

A pesar de todos sus esfuerzos, puede sufrir una recaída. Si esto ocurre, no te desanimes y no lo veas como un fracaso. Al contrario, aprovecha la experiencia como una oportunidad para aprender y reforzar tu decisión de dejar de fumar. Analice las circunstancias que le llevaron a la recaída y piense en estrategias para evitarlas en el futuro. No dudes en pedir apoyo a quienes te rodean, unirte a un grupo de apoyo o consultar a un profesional de la salud.

## 15.6 Celebre sus éxitos

No olvides celebrar cada etapa de tu viaje sin tabaco. Ya sea una semana, un mes, un año o más, cada día sin tabaco es una victoria. Recompénsese de alguna forma relacionada con el hecho de no fumar, como salir con amigos, relajarse o comprarse un capricho. Celebrar sus éxitos le motiva y le recuerda por qué decidió dejar de fumar.

En conclusión, mantenerse libre del tabaco y prevenir las recaídas requiere vigilancia y compromiso. Comprendiendo los factores de riesgo, desarrollando sus habilidades de afrontamiento, evitando los desencadenantes, manteniendo un estilo de vida saludable, afrontando las posibles recaídas y celebrando sus éxitos, podrá mantenerse en el camino hacia una vida sin tabaco. Recuerda, eres capaz de vivir una vida plena y saludable sin tabaco.

# CONCLUSIÓN

¡Enhorabuena por haber leído el libro "Recuperar la libertad: los mejores métodos para dejar de fumar"! Ha dado el primer paso hacia una vida sin tabaco y hacia la libertad de elegir su salud y su bienestar.

En este libro, hemos explorado los diferentes aspectos de dejar de fumar, desde los peligros del tabaco hasta los métodos eficaces para dejarlo. Ha descubierto los efectos nocivos del tabaco en su salud, así como las razones subyacentes que le llevaron a tomar la decisión de decir adiós a este hábito perjudicial.

Hablamos de la importancia de fijarse objetivos realistas, prepararse mentalmente, elegir el método que más le convenga y controlar los síntomas de abstinencia. También tratamos temas como el aumento de la motivación, la prevención de recaídas, el apoyo social y la adopción de nuevos hábitos de vida saludables.

Recuerde que cada viaje para dejar de fumar es único y que es normal encontrarse con dificultades en el camino. Sin embargo, ahora dispone de los conocimientos, las herramientas y las estrategias que necesita para superar estos obstáculos y mantener su compromiso con una vida sin tabaco.

La clave del éxito reside en tu determinación, fuerza de voluntad y perseverancia. Muestra compasión por ti mismo, sé paciente y no dudes en pedir apoyo cuando lo necesites. No estás solo; muchas personas han conseguido dejar de fumar y llevar una vida más sana y satisfactoria.

Recuerde también los beneficios que le esperan como ex fumador. Su salud mejorará, su respiración será más fácil, su sentido del olfato y del gusto se despertará y se sentirá orgulloso de su logro. Cada día sin fumar es una victoria, así que celebre cada paso del camino.

Al terminar este libro, le animo a seguir cultivando su libertad del tabaco. Manténgase motivado, adopte estrategias para afrontar los retos y haga de su salud y bienestar una prioridad. Usted ha tomado la decisión de retomar el control de su vida, y eso abre la puerta a un futuro más brillante y saludable.

¡Adiós al tabaco y hola a una nueva libertad!

www.ingramcontent.com/pod-product-compliance
Lightning Source LLC
Chambersburg PA
CBHW070856220526
45466CB00005B/2010